EXPÉRIENCES
Chimico - Microscopiques

SUR LE

MIASME DU CHOLÉRA,

CONSTATANT

L'existence dans l'air d'un nombre infini de Globules appartenant au règne animal, et tirant leur origine du sang,

avec une planche représentant le miasme ;

Par Ch. Le Maout,

PHARMACIEN, ESSAYEUR DES MATIÈRES D'OR ET D'ARGENT.

A PARIS,

CHEZ MÉQUIGNON-MARVIS, LIBRAIRE,

RUE DU JARDINET, N° 13,

(Quartier de l'École-de-Médecine.)

ET A BRUXELLES,

au Dépôt général de la Librairie Médicale française.

1833

EXPÉRIENCES

CHIMICO-MICROSCOPIQUES

LE MIASME DU CHOLÉRA.

Imprimerie d'EVERAT, rue du Cadran, n° 16.

PRÉFACE

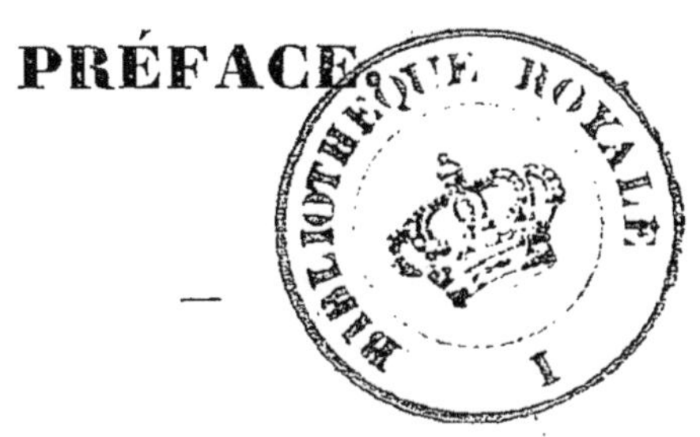

—

Les faits que je soumets au jugement des naturalistes sont le résultat de dix mois d'expériences assidues, faites à l'aide d'instrumens de météorologie, de réactifs chimiques et d'un puissant microscope. La plupart m'étaient déjà connues depuis long-temps, mais ne pouvaient être publiés avant cette époque, n'ayant pas encore eu l'occasion de signaler un décroissement de la cause de l'épidémie que j'avais trouvée dans l'air et que je supposais tirer son origine du sang.

Le résultat de l'analyse miasmatique que j'ai employée a dépassé mon attente. J'ai extrait de l'air le miasme que j'y cherchais, je l'ai *fixé* sur des lames de verre, sur lesquelles j'ai pu l'étudier avec autant de soin que son extrême ténuité le permettait. J'en indique la forme, la couleur, la nature, l'origine, ainsi que son mode d'action et de propagation.

Ce Mémoire renferme une *hypothèse* que j'ai cru devoir rapporter, parce qu'elle se lie essentiellement à la marche de mes expériences, et que d'ailleurs elle m'a conduit à la connaissance d'une vérité, savoir : l'origine du miasme cholérique.

Le choléra ne constitue désormais qu'une question de toxicologie. On pourra facilement s'en convaincre, en répétant mes expériences dans les divers endroits de l'Europe où il existe encore.

On jugera par l'exposé suivant des recherches que j'ai faites, de la certitude que je puis avoir des faits que j'avance. Mais, je le dis à regret, il est peu de personnes à même de décider sur une question aussi importante. Il faut pour cela s'être longuement habitué au maniement du microscope, et plusieurs mois sont à peine suffisans pour cette étude, si l'on n'est dirigé par quelqu'un qui sache s'en servir.

EXPÉRIENCES

CHIMICO-MICROSCOPIQUES

SUR

LE MIASME DU CHOLÉRA,

CONSTATANT

L'existence dans l'air d'un nombre infini de globules appartenant au règne animal et tirant leur origine du sang.

C'est une opinion généralement reçue, même parmi le peuple, que la recherche de la cause du choléra rentre dans le domaine des sciences physiques.

Guidé par cette idée, et surpris du peu de succès qu'on retirait à Paris des expériences qu'on y tentait lors de l'invasion de l'épidémie, j'ai abandonné la route suivie par les physiciens de la capitale, et suis parvenu à la découverte de corpuscules très-curieux, de nature animale, tirant leur origine du sang, et dont l'air paraît être le véhicule.

§ Ier. DE L'INSUFFISANCE DES EXPÉRIENCES TENTÉES A PARIS EN 1832.

Il est naturel de penser qu'un grand nombre de personnes ont dû s'occuper de la recherche de la cause du *choléra* ; mais peu de gens se figurent quelle nature d'expériences on a dû tenter sur un sujet aussi intéressant : voici en quoi elles ont consisté, on jugera jusqu'à quel point elles devaient avancer la connaissance de la vérité.

A l'apparition de l'épidémie, plusieurs physiciens ont recherché avec soin si une nouvelle substance, introduite dans la masse de l'atmosphère, n'en modifiait pas le poids d'une manière appréciable. Pour cela , ils ont eu recours au *baromètre;* mais cet instrument, qui varie souvent de plusieurs lignes en un jour, n'a pu leur être d'aucune utilité, chaque abaissement d'une ligne indiquant, pour un homme, une diminution de 140 livres dans le poids de l'atmosphère. D'autres ont pesé l'air à la *balance,* et n'ont pas trouvé que son poids eût augmenté. Ceux qui ont suivi la marche de l'*hygromètre* n'ont aussi rien aperçu, si ce n'est que l'humidité semblait favoriser le développement de l'épidémie. Les variations du *thermomètre,* comme nous le verrons plus loin, ne pouvaient être que d'une bien faible utilité. Enfin, des chimistes ont analysé par le feu ou l'*électricité* (ce qui revient au même) de l'air pris dans différens endroits de la capitale. Qu'ont-ils trouvé? Rien, absolument rien. Les moyens *violens* qu'ils employaient devaient détruire les matières organiques que recélait l'air, sans laisser de résidu appréciable (Note 1); c'est ce qui est arrivé.

On peut affirmer que ces expériences, quoique tentées par des gens de mérite, ne pouvaient avancer en rien la connaissance de la cause du choléra. Aussi ont-ils trouvé l'air atmosphérique tel qu'il était il y a quarante ans. Il était plus simple et plus naturel, comme l'ont fait quelques personnes, de l'examiner à l'aide du *microscope.* Cette expérience, cependant, n'eût pas encore beaucoup avancé la solution du problème, à cause de l'extrême ténuité du miasme qui ne pouvait laisser d'ombre, et de l'impossibilité de le fixer dans l'air ambiant pendant quelques secondes. D'ailleurs, comme je le prouverai plus loin, le miasme, pendant la chaleur du soleil, s'élevait à une grande hauteur, et ne s'abaissait à la surface du sol qu'aux approches de la nuit.

Persuadé que la cause de l'épidémie résidait essentiellement dans l'air (Note 2), et, d'après les expériences précitées, que son développement offrait quelque coïncidence avec la formation de la vapeur, je construisis un *hygromètre* à cheveu d'une grande sensibilité, et j'en suivis avec attention les mouvemens, en observant à la fois la marche d'un *électromètre* à feuilles d'or :

j'espérais, à l'aide de cet instrument, connaître si l'électricité qui se développe pendant la formation de la vapeur entrait pour quelque chose dans la cause de l'épidémie ; mais les brusques variations de ces instrumens n'amenèrent aucun résultat : d'ailleurs, ces expériences ne pouvaient être que *comparatives*, et il me devenait impossible d'assigner l'époque de l'invasion du principe morbifique dans l'air (invasion qu'on pourrait reporter à l'année précédente, au moment où se déclara si abondamment la cholérine). Ne pouvant retirer aucun avantage de l'emploi de ces instrumens, j'y renonçai.

§ II. Examen chimique et microscopique du principe délétère condensé dans l'eau distillée.

C'est alors que je conçus l'idée de recourir à l'emploi du *microscope et des réactifs*, et comme il était probable que s'il existait dans l'air une substance étrangère organique ou inorganique, elle y devait être très-disséminée, je sentis la nécessité de la concentrer sous un petit volume.

A. Disposition de l'appareil.—Pour cela, je construisis en papier, en verre et en bois blanc *seulement*, un soufflet de deux litres de capacité. J'évitai à dessein de faire entrer dans sa construction des matières de nature animale. Puis, je distillai cinq fois de suite, dans une cornue de verre, une petite quantité d'eau de puits et j'en introduisis une partie dans une éprouvette d'un petit diamètre. Tout étant ainsi disposé, je me rendis, le matin, pendant le plus fort de l'épidémie, dans une maison où se trouvaient sept cholériques. Je choisis pour lieu de mes expériences un appartement au rez-de-chaussée, fermé par quatre murailles nues et suintant l'humidité. Il contenait, dans trois lits séparés, la mère et ses deux enfans, tous trois, depuis la veille, dans la période de réaction.

B. Condensation du principe délétère. — Là, ayant introduit le bec du soufflet qui était formé d'un long tube de verre, jusqu'au fond de l'éprouvette qui contenait 4 onces de cette eau distillée, ramenée à 4 dégrés au-dessus de zéro, à l'aide d'un bain de glace, dans l'espace d'une heure et demi, je fis passer à travers ce liquide 1200 litres d'air atmosphérique. La température marquait 11 degrés.

Cette opération achevée, la température de l'eau s'était mise en équilibre avec celle de l'air qui s'était aussi élevée de 1 degré. Sa densité et son volume n'avaient pas sensiblement changé. Seulement, elle présentait un aspect légèrement opalin, que j'attribuai d'abord à la division de l'air dans le liquide, mais qui persista en partie depuis.

C. Examen de l'eau a l'aide des réactifs. — Cette eau fut alors soumise, dans deux opérations successives, à l'action d'une série de *réactifs* bien purs (Note 4); et quoiqu'il en existe qui décèlent jusqu'à un 150 millième d'un corps étranger, il me fut impossible d'apercevoir dans le liquide le plus léger changement. Il n'était ni acide, ni alcalin; il ne contenait ni plomb, ni cuivre, ni arsenic, ni tellure, substances dont on avait annoncé, sans fondement, la présence dans l'air. En un mot, cette eau semblait être dans sa pureté primitive, ou la puissance des réactifs qui a, comme on sait, ses limites, les avait déjà dépassées.

Cette eau fut aussi mise en contact avec des lames de fer, de cuivre et d'argent bien décapées, sans paraître leur faire perdre leur brillant métallique. Un globule de mercure seulement, après quelques instans de contact avec elle, se ternit légèrement à sa surface, ce qui me fit supposer qu'il s'y était déposé un corps étranger. Mais comme il devait être d'une extrême ténuité, je sentis la nécessité de recourir immédiatement à l'emploi du microscope.

D. Examen de l'eau a l'aide du microscope. — Quelque peu de succès que j'eusse obtenu jusqu'alors, je ne désespérai pas de trouver la cause de l'épidémie, persuadé que j'étais qu'elle résidait dans l'air et que le moyen de condensation que j'avais employé était le seul susceptible de le saisir en abondance.

Je versai donc quelques gouttes de cette eau dans un verre de montre, et l'examinai à l'aide du microscope; mais, soit que cette eau n'eût pas été chauffée, soit que ses effets de réflexion et de réfraction me trompassent la vue, je ne découvris rien, si ce n'est quelques points blancs, tellement informes, qu'il me fut impossible de les ramener à un type commun.

J'intervertis ici l'ordre de mon expérience pour parler de l'examen microscopique de l'air libre que j'avais déjà tenté plusieurs fois, et qui m'avait toujours présenté quelque chose d'assez curieux. En effet, j'avais constamment aperçu : 1o un grand nombre de globules d'inégale dimension, mais parfaitement sphériques et diaphanes, ressemblant en petit à des bulles de savon, qu'on y rencontre encore, et qui sont évidemment formés de vapeur d'eau à l'état vésiculaire; 2o de corpuscules presque imperceptibles, simulant des taches blanches, très-légèrement opaques, et dont il m'était impossible de déterminer la forme, tant ils étaient petits. Ils existent encore aujourd'hui dans l'air, mais ne doivent pas être perceptibles au miscroscope *solaire*, à cause de leur transparence presque complète et du mouvement continuel de l'air (Note 5).

L'eau sur une partie de laquelle j'avais opéré à l'aide des *réactifs*, examinée au microscope, n'avait offert, comme je l'ai dit, rien de bien apparent. Gêné par le mouvement du liquide qui dérobait à chaque instant à mon œil les objets sur lesquels je le portais, je résolus de fixer sur une lame de verre les corpuscules mêmes, et ne vis d'autre moyen pour y parvenir que d'opérer la vaporisation de l'eau. Je la chauffai donc légèrement, et c'est alors que j'aperçus par la tache qu'elle laissa sur la lame de verre qu'elle contenait une grande quantité d'une matière étrangère, d'un aspect gélatino-albumineux, qui s'y était déposée par zones concentriques. Je projetai mon haleine sur la tache, elle parut être hygrométrique, ce qui me fit penser qu'elle pouvait appartenir au règne animal.

Je touche à la partie la plus intéressante de mon expérience, celle qui va me révéler l'existence dans l'air de corps qui n'y ont jamais été signalés, et me démontrer que l'analyse chimique de ce gaz composé est insuffisante pour déceler la présence des corps organiques qu'il contient.

La lame de verre que recouvrait en partie cette tache, présentée au microscope, offrait un aspect très-remarquable, que je ne peux mieux comparer qu'avec celui qu'offre le ciel étoilé dans une belle nuit d'hiver. En effet, je ne vis d'abord qu'une multitude innombrable de points blancs, brillans, semés sur le champ bleuâtre du microscope. J'examinai bientôt avec plus de soin, et, en changeant un peu l'incidence de la lumière, j'aperçus distinctement *un nombre considérable de globules ronds ou légèrement ovoïdes, enlacés dans une matière gélatino-albumineuse faiblement opaque.*

Ils étaient d'inégale grosseur ; les plus volumineux étaient *rouges* et parfaitement *sphériques ;* les autres allaient en diminuant de volume et d'intensité de couleur, et la forme sphérique se perdait tout-à-fait avant d'arriver à ceux du plus petit volume, qui ne semblaient que des points informes et d'une transparence semi-opaline : ils étaient totalement privés de cette teinte vineuse qu'on observait sur les autres, et simulaient des morceaux d'albumine concrétée, mais d'une couleur bleuâtre.

Ces globules n'étaient pas tous isolés : ceux qui étaient agglomérés, quelquefois en grand nombre, adhéraient entre eux à l'aide de cette matière albumineuse ; ils représentaient assez bien le frai des grenouilles.

Chez ceux qui étaient isolés, cette matière semblait s'être dissoute, puis, par la vaporisation de l'eau, s'être déposée sur la lame de verre sous forme d'ondulations légèrement striées ; en sorte que la totalité des globules semblait enveloppée dans un réseau à plis circulaires.

Leur densité était plus grande que celle de l'eau, car si, après avoir à moitié vaporisé celle-ci, on inclinait faiblement la lame de verre, les globules qui occupaient la partie inférieure du liquide roulaient sur cette surface polie, comme une bille de billard sur un marbre incliné.

C'était en septembre dernier que j'opérais. Cette eau a été reprise au mois de mai, et examinée de nouveau. La longue macération à laquelle ont été soumis ces globules paraissait en avoir développé les formes.

L'eau distillée *simple*, obtenue le même jour que celle sur laquelle j'avais opéré, examinée au microscope comme point de comparaison, a offert aussi à la vue un très-petit nombre de ces globules. Mais qu'en conclure, si ce n'est que, pendant la distillation, l'eau réduite en vapeur a *lavé* tout l'air contenu dans la cornue, et entraîné avec elle, en se condensant, les miasmes cholériques qui y existaient?

Observation. Je passerai sous silence, pour abréger, plusieurs expériences analogues à celle qui vient d'être décrite, faites sur la fin de l'année 1832 en différens lieux, et qui toutes m'ont donné le même résultat; c'est-à-dire que j'ai constamment reconnu dans l'air la présence des globules précédemment décrits, et recouverts à leur surface d'une plus ou moins grande quantité de matière albumineuse.

Une contre-épreuve de ces expériences a été faite en mai 1833, avec la même eau distillée, et à peu de distance du lieu des premières. Je fis également passer à travers ce liquide 1200 litres d'air atmosphérique : cette eau parut légèrement se troubler, mais elle revint bientôt à sa diaphanéité primitive, ce qui me fit croire que les corpuscules que j'avais trouvés l'année dernière avaient totalement disparu de l'atmosphère. Je me trompais. Cette eau, étendue sur une lame de verre, présenta au microscope des globules exactement semblables aux précédens ; mais leur nombre n'était plus le même, et ils paraissaient dépouillés, en partie, de leur vernis albumineux. Leur nombre n'excédait pas la 8 ou 9e partie de celle qui s'y trouvait l'année dernière; fait qui me frappa vivement et qui est aussi des plus remarquables ; car, si la cause de l'épidémie est due à la présence de ces corpuscules dans l'air, il prouve que, quoique le nombre en ait considérablement diminué, cette cause est encore loin d'être complétement détruite.

Ainsi donc il existe dans l'air une substance solide et globuleuse, qui s'y trouvait en grande quantité pendant le cours de l'épidémie, et qui est aujourd'hui beaucoup plus rare, quoique cependant encore assez abondante; cette substance, inoffensive par elle-même, était recouverte d'une matière albumineuse très-soluble, qui a disparu en partie depuis.

Tel est le résultat de ces premières expériences, les seules, ce me semble, propres à jeter quelque jour sur les causes de l'épidémie. L'existence de ces corpuscules n'ayant encore jamais été dénoncée par les naturalistes, je crois bien probable, d'après l'hypothèse que je vais exposer, qu'ils constituent le principe générateur du choléra.

§ III. HYPOTHÈSE SUR L'ORIGINE, LE MODE D'ACTION ET DE PROPAGATION DU MIASME DU CHOLÉRA.

Le *virus* rabiéique, le virus syphilitique et le virus variolique ne se rencontrent qu'à l'état liquide, délayés le plus souvent dans le produit d'une sécrétion. Absorbés et lancés dans le torrent de la circulation, ou mêlés directement au sang, ils le dénaturent d'une manière évidente, et, véritables *levains*, donnent naissance à une quantité considérable du même virus, phénomène que l'on reconnaît aux effets identiques de celui-ci. Or, n'existe-t-il de *virus* qu'à l'état *liquide*, et ne peut-on supposer, avec quelque raison, que les miasmes cholériques répandus dans l'air s'introduisent dans la masse du sang pendant l'acte de la respiration, se mêlent à ce liquide, et, par l'action simultanée de sa *température* et de son *humidité*, se régénèrent pour s'exhaler ensuite et propager la contagion de proche en proche?.... Ces corpuscules, de nature animale, ne peuvent même se reproduire que de cette manière, et c'est ce qui explique très-bien comment l'épidémie a fait autant de progrès dans les pays froids que dans les pays chauds, *la température du sang étant partout la même*.

La pureté de l'air a été altérée pour la première fois, quand les émanations des cholériques du nord nous ont été apportées par les vents. Trop disséminés dans l'atmosphère pour développer de grands effets, ces miasmes, altérés par leur long séjour dans l'air, déterminèrent des phénomènes plus généraux, mais moins intenses. C'est alors que parut la *cholérine*. Qui n'a observé que, depuis ce moment, la santé d'un grand nombre de personnes s'altéra d'une manière notable jusqu'à l'apparition de l'épidémie, et laissa voir sur leur visage les effets d'une congestion sanguine sur le tube intestinal? Cela ne porte-t-il pas à croire qu'une seule et même cause, agissant sans cesse, en préparait l'invasion en affaiblissant lentement nos organes, et peut-être en altérant la constitution du sang?

Le *choléra* n'est venu qu'un an plus tard. Il suffit de suivre sa marche, très-rarement interrompue (Note 5), pour rester convaincu de sa *contagion* (Note 6). Le temps nécessaire à l'action du principe morbifique sur le sang pourrait d'ailleurs expliquer quelques intermittences. Si l'air, comme je l'avance, est le véhicule du principe délétère, il devait suffire à chacun de le respirer pour être atteint de l'épidémie; mais, constitués différemment, nous avons dû lui opposer une inégale force de résistance, phénomène qui explique comment certaines personnes en ont été atteintes, pendant que d'autres n'en éprouvaient que des effets peu marqués.

A. INFLUENCE DE L'ALIMENTATION. — Le choléra a principalement sévi sur les classes peu aisées de la société, et, suivant l'observation générale, paraît avoir suivi de préférence le cours des grands fleuves. On n'en sera pas étonné, si l'on considère que c'est sur leurs rives que sont situées les villes les plus populeuses, les capitales surtout, et que c'est dans ces dernières que se rencontre la plus grande misère. Or, si le virus cholérique tend à altérer le sang en s'y mêlant, il est bien naturel de penser qu'il devait faire plus de progrès chez les individus qui se nourrissent presque entièrement d'alimens végétaux, substances peu alibiles, et qui ne donnent au sang qu'un faible degré d'animalité.

L'alimentation influait tellement sur les progrès du choléra, que ce n'est qu'à elle seule, à peu près, que l'on doit attribuer la différenoe de mortalité entre les divers pays qu'il a parcourus. En Angleterre, par exemple, où l'on mange beaucoup de viande, elle a été moindre qu'en France ; et, dans l'Inde, où les peuples ne se nourrissent que de végétaux, et surtout de riz, substance peu échauffante et peu alibile, elle a fait tant de ravages, qu'à Calcutta il est mort jusqu'à 3,000 personnes par jour. On a long-temps cru, au Bengale, que le choléra, qui n'est devenu épidémique qu'en 1817, avait pour cause première la moisson du riz de cette année ; on alla même, tant on en était convaincu, jusqu'à le désigner sous le nom de *Morbus oryzeus*.

B. Influence des travaux fatigans. — Une des causes qui ont le plus contribué aux ravages du choléra dans la classe ouvrière, c'est la fatigue à laquelle les exposaient continuellement les travaux de force. Il est évident que, pendant les mouvemens rapides et violens du corps, la respiration étant beaucoup accélérée, l'absorption du miasme cholérique, dans un même laps de temps, devait être beaucoup plus considérable, et par conséquent ses effets plus rapides.

C. Influence de la végétation. — Un fait très-remarquable, c'est que les endroits où le choléra a fait le plus de ravages sont ceux où se trouvent le moins de végétaux de haut port et à tige rameuse. Quelques villes du centre de la Bretagne en ont présenté des exemples frappans. Placées au milieu de bois très-élevés et cernées de tous les côtés par le choléra qui faisait de grands ravages dans les villes voisines, elles n'ont subi aucune influence de l'épidémie. Il paraît que les végétaux jouissent non-seulement de la propriété de purifier l'air des gaz méphitiques qu'il recèle (particulièrment le gaz acide carbonique), mais encore d'absorber les substances organiques qu'il tient en suspension.

D. Influence de la température. — Tout le monde sait que sur les côtes la neige fond plus facilement que dans l'intérieur des terres. Ce phénomène provient de ce que pendant l'été l'eau de la mer absorbe une grande quantité de chaleur qu'elle perd pendant l'hiver. Cette absorption produit un grand abaissement de température, surtout pendant la nuit, et c'est à cette cause ainsi qu'à la présence continuelle de l'eau à l'état de vapeur que j'attribue les grands ravages que l'épidémie a faits sur les côtes et dans les petites îles. Car, en l'absence du soleil, dans la froideur des nuits, les vapeurs aqueuses, en se condensant à la surface du sol, sous forme de brumes très-épaisses, abaissaient avec elles les miasmes que recelait l'air. Aussi avait-on judicieusement observé qu'il était dangereux de sortir le soir et le matin par un temps froid.

§ IV. Résumé et conséquences de ses expériences.

D'après ce qui a été précédemment exposé, j'ai des raisons pour croire bien fondées les assertions qui suivent :

1º La *cause* de l'épidémie résidait dans l'air qui lui servait de véhicule.

2º Elle est due à la présence dans ce fluide d'un nombre infini de globules *rouges*, de forme sphérique, d'inégale grosseur, et enduits à leur surface d'un vernis albumineux soluble dans l'eau et qui paraît constituer leur principe délétère.

3º Il n'en existe maintenant qu'une très-faible quantité, et dépourvus en partie de leur principe morbifique ;

4º Ces globules étaient absorbés dans l'acte de la respiration et leur foyer de reproduction existait dans le sang même ;

5º Comme les virus rabiéiques, syphilitiques et varioliques, ils étaient alternativement *cause* et *effet* ;

6º Le choléra s'est propagé *par contagion,* et a toujours débuté en attaquant les personnes dont le sang était dans un état de dégénérescence notable ;

7º La contagion ne s'effectuait pas seulement à l'aide de personnes atteintes de l'épidémie; il suffisait que des individus bien portans, mais recélant en eux le germe de la maladie, s'approchassent de personnes plus faibles, pour leur *inoculer* par la respiration le virus cholérique;

8º C'est la respiration des premiers cholériques de chaque localité qui en a tellement chargé l'air de ces miasmes, qu'il suffisait ensuite de le respirer pour être atteint de l'épidémie;

9º Ainsi, à son début, celle-ci s'est propagée de *proche* en *proche;* mais bientôt la *cause* croissant avec l'effet, l'infection de l'air est devenue générale, et l'*effet* devenant *cause* à son tour, l'épidémie pouvait alors se propager d'elle-même, *sans cependant pour cela cesser d'être contagieuse;*

10º L'épidémie ne s'est arrêtée que lorsque l'altération du sang, condition prédisposante par excellence, ne lui a plus offert un aliment assez abondant à sa propagation.

§ V. Origine des globules délétères.

Tels étaient les résultats de mes expériences microscopiques sur l'air, lorsque j'en ai tenté de nouvelles sur le sang qui m'ont pleinement confirmé ce que j'avais avancé, et expliqué d'une manière péremptoire l'origine des miasmes que recèle l'air.

En effet, je ne pouvais supposer que cette substance de nature organique par sa forme globuleuse, et qui paraissait appartenir au règne animal, pût tirer son origine de l'air où elle n'existe qu'accidentellement et à l'état *de suspension,* puisqu'elle est plus pesante que l'eau. Si elle constituait la cause de l'épidémie, il fallait que, dans tous les climats, son foyer de reproduction lui présentât des conditions également favorables à son développement. Or, quel est le milieu qui, sur tous les points du globe, offre constamment une identité parfaite dans sa constitution chimique et dans sa température? Il n'en est qu'un, c'est le sang de l'homme et de tous les animaux à sang chaud. Je cherchai donc dans ce liquide l'origine du miasme du choléra.

Je pris avec la pointe d'une aiguille une petite quantité de sang artériel que je délayai sur une lame de verre dans trois ou quatre cent fois son volume d'eau distillée. Je fis légèrement bouillir ; l'eau se vaporisa, et il resta sur la lame de verre une tache très-bien dessinée et représentant aussi des zones concentriques. Je l'examinai à l'aide du microscope, et que vis-je ? Des globules exactement semblables à ceux obtenus dans mes précédentes expériences sur l'air : leur volume était le même, leur couleur vineuse paraissait un peu plus intense ; comme eux, ils étaient plus pesans que l'eau, d'une sphéricité parfaite et étaient enveloppés d'une sérosité albumineuse qui, par la vaporisation de l'eau, s'était aussi déposée par couches striées sur la lame de verre. Ils étaient accompagnés des corpuscules bleuâtres, très-légèrement opaques et exactement semblables à ceux trouvés dans l'air.

La seule différence qui existât entre les globules retirés du sang et ceux trouvés dans l'air est que ces derniers jouissaient d'une teinte rouge moins prononcée, décoloration qui s'explique très-bien par l'action simultanée de l'air, de la lumière et de l'humidité, pendant le séjour qu'ils avaient fait dans l'atmosphère.

J'examinai successivement le sang ainsi que les sécrétions de plusieurs animaux à sang chaud et à sang froid ; tous m'offrirent à la vue les mêmes globules. Il est donc inexact de dire que chez les animaux chaque famille présente une forme particulière de cet élément du sang et des tissus.

Il suit delà, comme je l'avais entrevu :

Que la cause de l'épidémie tire en effet son origine du sang et qu'elle est le résultat d'une altération de ce fluide, dans laquelle une petite quantité de la partie solide et globuleuse est mise à nu et exhalée par la respiration (Note 7) ;

Que ces mêmes globules, répandus dans l'air, puis absorbés pendant l'acte de la respiration, réagissent sur le sang de manière à déterminer dans ce fluide des effets semblables à ceux qu'eux-mêmes ont éprouvés;

Qu'enfin, comme le virus syphilitique, rabiéique et variolique, ils sont alternativement *cause* et *effet* (Note 8).

NOTES.

NOTE 1. Peut-être m'objectera-t-on que la combustion de ces matières organiques devait produire au moins une certaine quantité d'eau et d'acide carbonique; soit. Mais comment en apprécier la quantité ? Ne sait-on pas que ces deux subtances, qui ne se trouvent que comme accidentellement dans l'atmosphère, sont précisément celles dont la proportion est la plus difficile à déterminer, et que l'oxigène qui forme le cinquième de l'air n'est apprécié qu'à un centième près, même dans les expériences les plus exactes?

NOTE 2. Long-temps avant l'invasion de l'épidémie à Paimpol, où elle a fait de grands ravages, on a remarqué l'émigration d'un grand nombre d'oiseaux et particulièrement des pigeons, et la mort instantanée d'une grande quantité d'insectes et d'animaux domestiques. Ainsi, les mouches, *le matin*, tombaient des arbres sur lesquels elles avaient passé la nuit, s'agitaient à terre pendant quelques minutes, puis mouraient comme asphyxiées. Dans quelques endroits, le nombre en fut si grand qu'elles recouvraient souvent toute la superficie du sol qu'ombrageait l'arbre. Mais ce fut sur les poules et autres animaux de basse-cour que l'épidémie sembla faire le plus de ravages. Dans beaucoup de localités (Bréhat, Plouzée, Kerity, Paimpol), la presque totalité de ces animaux a disparu. Des porcs, des lapins et surtout des moutons ont aussi succombé; mais il a été observé que les animaux à sang froid, tels que couleuvres, lézards, limaces, abondans dans ce pays, et chez lesquels la respiration est excessivement lente, n'ont éprouvé aucune influence de la cause de l'épidémie.

Note 3. J'ai fixé depuis ces corpuscules sur des lames de verre. Leur couleur est bleuâtre, leur forme ellypsoïde ; ils sont bien moins nombreux et moins volumineux que les globules rouges parmi lesquels ils se trouvent. Comme eux, ils sont insolubles. Je ne suis pas éloigné de penser que ce sont des atomes de fer à l'état métallique ; je les ai retrouvés depuis dans le sang.

Note 4. J'opérais dans des verres de montre d'une translucidité parfaite, et, quoique je les plaçasse alternativement sur des papiers de différente couleur, je n'aperçus, dans aucun cas, la formation du plus léger précipité.

J'employai successivement les teintures bleues de tournesol, de mauves, de violettes, le papier de Curcuma. Je ne parvins pas même à y déceler la présence de l'acide carbonique. Les acides nitrique, sulfurique, hydrochlorique et hydrosulfurique ne lui firent éprouver aucune altération. Il en fut de même de la potasse, de l'ammoniaque et de l'eau de chaux. Les sulfates de cuivre, de cuivre ammoniacal, les nitrates de mercure, d'argent ; l'acétate de plomb, le phosphate, l'arséniate, l'hydrosulfate et l'hydro-ferro-cyanate de potasse n'éprouvèrent aucun effet de la part de cette eau. Il en fut de même des autres réactifs.

Note 5. On m'observera que le choléra a dû faire un grand saut en passant du golfe du Bengale aux îles de France et de Bourbon qui en sont éloignées de plus de seize cents lieues. Je répondrai qu'il fut constaté, à l'époque où il s'y déclara, qu'une frégate anglaise, partie de Calcutta au mois du novembre 1819, n'aborda ces îles qu'après avoir perdu, pendant une courte traversée, une partie de son équipage, par l'épidémie qu'elle communiqua, dès son arrivée, aux habitans du Port-Louis, et qui y fit succomber 6,000 nègres en six semaines.

Note 6. Deux exemples de contagion : Une jeune domestique voit successivement tomber malades et succomber au choléra le plus violent la mère, l'enfant et la grand'mère. Atteinte elle-même, elle quitte la demeure de ses maîtres, et, dès les premiers symptômes, se fait conduire chez ses parens à quelques lieues de là, où l'épidémie n'avait pas encore pénétré. Elle ne tarde pas à succomber, et, au bout de quelques jours, son père et sa mère prennent le lit et périssent, comme elle, du choléra le plus intense. —Une veuve âgée de soixante-dix ans, mais bien portante, effrayée des symptômes cholériques qui se déclarent chez deux personnes de la maison qu'elle habite, avant que l'épidémie se soit déclarée en ville, quitte cette demeure pour aller se réfugier chez son neveu, et, dès le jour même, un enfant de la maison tombe malade et meurt du choléra dans l'espace de quelques heures. Le neveu en est atteint lui-même le surlendemain, et quoiqu'âgé de trente-deux ans et bien constitué (mais à la vérité affaibli par une diarrhée qu'il avait depuis quelques mois) succombe dans l'espace de dix heures, en proie aux symptômes les plus tranchés. Enfin la bonne, entrée dans la maison depuis quelques jours, tombe malade aussi et meurt à l'hôpital où elle s'était fait transporter. Et cependant la personne de soixante-dix ans qui avait *importé* le choléra dans la maison n'éprouva aucune influence de l'épidémie. Ce fait, qui s'est passé sous mes yeux, montre assez qu'il n'était pas nécessaire qu'une personne en fût atteinte pour la communiquer, mais seulement qu'elle en recelât le germe dans le sang.

Note 7. Le fait qui suit, et qui se trouve dans tous les journaux de l'époque, met hors de doute l'existence dans l'air d'une substance qui n'avait jamais encore été observée.

A Aznaïm, ville de la Moravie située sur une grande élévation et peuplée de 8,000 habitans, dans la nuit du 8 au 9 août, jours de l'invasion, il se déclara 400 cholériques. Quelques jours après, on éprouva un orage très-fort, à la suite duquel les blanchisseuses retrouvèrent sur le linge une substance pulvérulente d'un *jaune foncé tirant sur le rouge* et tellement ténue, qu'il devint très-difficile de l'enlever, même par le lavage, cette substance ayant profondément pénétré dans le tissu du linge. Des faits semblables ont été observés dans le mois de juin à Valenciennes et dans plusieurs autres endroits de la France.

Qui peut méconnaître dans cette substance la partie globuleuse rouge du sang, exhalée pendant l'acte de la respiration et condensée par l'orage à l'état pulvérulent?

Note 8. Cette opinion est conforme à celle des médecins de la Côte-Nord de la Bretagne où l'épidémie a fait beaucoup de ravages. Ils as-

MIASME DU CHOLÉRA.

NOTE POUR L'INTELLIGENCE DE LA PLANCHE.

Cette planche représente deux espèces de corpuscules qui ont été
extraits ensemble de l'air atmosphérique.

Les premiers sont *rouges*, parfaitement sphériques, d'inégale grosseur, enduits à leur superficie d'une légère couche de matière albumineuse, *soluble dans l'eau*, qui les recouvre comme un vernis etqui
paraît constituer leur principe délétère.

Les autres sont plus petits, moins nombreux, de forme ovoïde, de
couleur bleuâtre, insolubles et dépourvus de toute action sur l'écono-
mie. Ils ont aussi été trouvés dans le sang et semblent n'être autre chose
que du fer à l'état métallique.

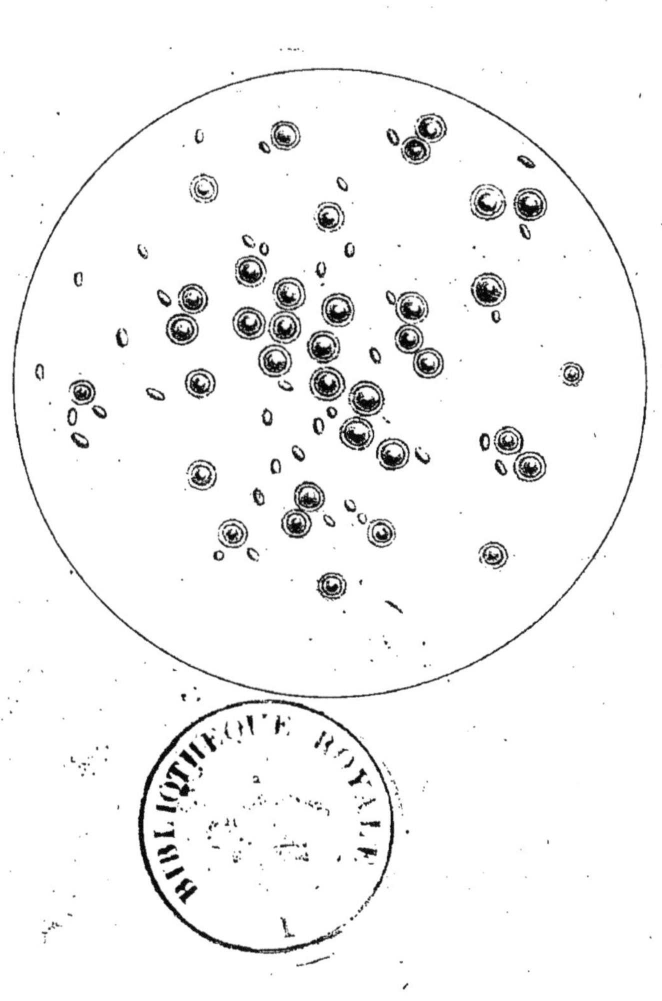